AF144244

BEI GRIN MACHT SICH IHR
WISSEN BEZAHLT

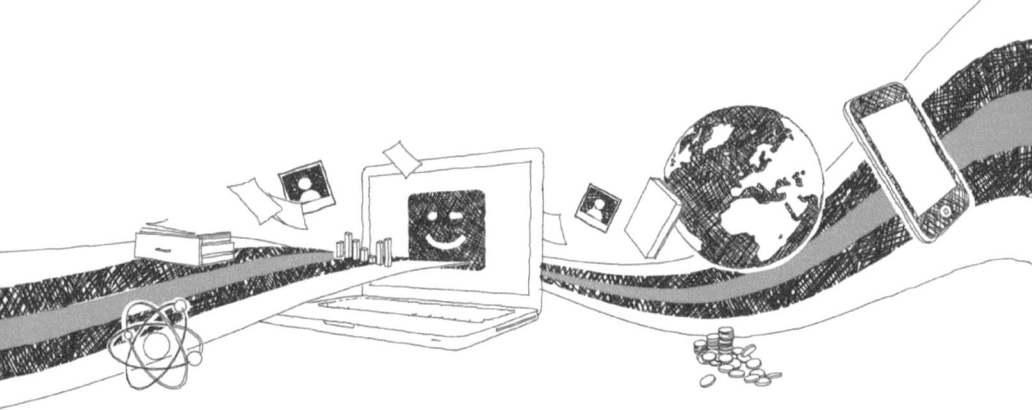

- Wir veröffentlichen Ihre Hausarbeit,
  Bachelor- und Masterarbeit

- Ihr eigenes eBook und Buch -
  weltweit in allen wichtigen Shops

- Verdienen Sie an jedem Verkauf

Jetzt bei www.GRIN.com hochladen
und kostenlos publizieren

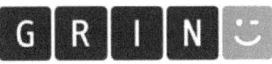

Bibliografische Information der Deutschen Nationalbibliothek:

Die Deutsche Bibliothek verzeichnet diese Publikation in der Deutschen National-
bibliografie; detaillierte bibliografische Daten sind im Internet über http://dnb.d-
nb.de/ abrufbar.

Impressum:

Copyright © 2002 GRIN Verlag, Open Publishing GmbH
Druck und Bindung: Books on Demand GmbH, Norderstedt Germany
ISBN: 9783640196708

Dieses Buch bei GRIN:

http://www.grin.com/de/e-book/6325/das-konzept-vom-langen-leben-heilverfahren-
und-heilmittel-des-ayurveda

Kirsten Hermes

Das Konzept vom langen Leben. Heilverfahren und Heilmittel des Ayurveda

GRIN Verlag

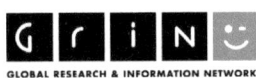
Ayurveda

von

Kirsten Hermes

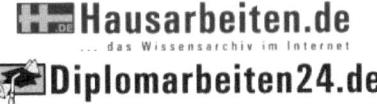

INHALTSVERZEICHNIS:

Vorbemerkung:

Die vorliegende Arbeit über Ayurveda gibt nach einem Blick auf die Ursprünge dieser indischen Lehre vom „langen Leben" und die ganzheitliche Sichtweise des Menschen in seiner Umwelt, einen Überblick zu den wichtigsten Heilverfahren, den Heilmitteln und der ayurvedischen Ernährung nach den ayurvedischen Konstitutionstypen.

Im Anhang ist eine Auflistung der ayurvedischen Konstitutionstypen nach emotionalen und physischen Eigenschaften und deren Einteilung in die Prinzipien „Vata, Pitta und Kapha" aufgeführt.

1. Einleitung:

Ayurveda, von *ayus*[1] Leben und *veda* vollständiges Wissen, ist als „Wissenschaft vom Leben"[2], das vor über 3000 Jahren entstandene wohl älteste Gesundheitssystem, welches sich im Nordwesten Indiens entwickelte.

Der Ayurveda, wie es korrekt heisst, bezieht sich dabei auf die ganzheitliche Lehre von der individuellen Sicht des Menschen im innigen Austausch mit seiner Umwelt. Diese Umwelt schliesst, im ayurvedischen Gedanken, damit auch eine untrennbare Verbundenheit mit dem Kosmos mit ein, der in seiner Heiligkeit verehrt wird. Als angewandte Wissenschaft dient Ayurveda nicht nur der Behandlung und Überwindung von Krankheiten, sondern auch der Förderung und Steigerung der Gesundheit. Der sorgfältige und behutsame Umgang mit dem Körper, seine Pflege und die Vorsorge gegen Krankheiten sind für traditionelle Inder gleichbedeutend mit sakralen Handlungen. Diese Sichtweise bildet die Grundlage für die ayurvedische Medizin.

Ayurveda hat besonders in den letzten Jahren auch als „sanfte Medizin" teilweise Anwendung als Entspannungs- und Behandlungstechnik unter dem Begriff „Wellness" in modernen Varianten gefunden.

---

[1] Begriffe aus dem Sanskrit, der alten indischen Hochsprache, sind kursiv dargestellt.
[2] „Leben" meint im ayurvedischen Denken hier den Zusammenhalt und die Koexistenz des Körpers, der Sinnes- und Handlungsorgane, des Geistes und der Seele.

2. DER AYURVEDA – Ein jahrtausendealtes Konzept vom langen Leben:

Die Anfänge des Ayurveda lassen sich bis in die vedische Kulturepoche Indiens zurückverfolgen. Die *Veden* gelten als älteste Belege der indischen Kultur, Philosophie und aller anderen Wissenschaften, einschliesslich der Heilkunde. Dort finden sich die ersten Abhandlungen über Hygiene, Diagnose und Therapie deren Niederschrift in die Zeit vom 3. bis zum 8. Jahrtausend v. Chr. datiert wird. Die Veden sind nach ihrem Selbstverständnis keine von Menschen verfasste Dichtungen. Sie sind *apaurusheya,* das heisst, sie sind „ungeschaffen und eine zeitlose unmanifeste Realität" (Schrott, Ayurveda für jeden Tag 1994, 10). Demnach können die Veden von jedem Menschen in der Tiefe seines Bewusstseins „eingesehen" oder erschaut werden. Der Ayurveda ist also demnach im Bewusstsein eines jeden Menschen verwurzelt (vgl. Schrott 1994, ebd.).

In der Blütezeit des Ayurveda, vom 7. Jahrhundert v. Chr. bis 1000 n. Chr. wurden die klassischen Texte des Ayurveda aufgezeichnet: die *Caraka Samhita* und die *Sushruta Samhita.* Die Caraka Samhita besteht aus einer Synthese philosophischer Einsichten und geographischer sowie anthropologisch - medizinischer Fakten. *Sushruta* befasst sich vorwiegend mit Chirurgie, entsprechend ist die *Sushruta Samhita* ein Lehrbuch dieser Heilkunde, welches aber alle anderen Aspekte ayurvedischen Therapie miteinbeziet. Etwa 800 n. Chr. verfasste ein Arzt, namens *Vagabhata* eine Lehrschrift über „Das Herz der achtgliedrigen Medizin", die *Ashtanga Hridaya Samhita.* Zusammen mit den beiden anderen *Samhitas* wird sie als das grosse Trio bezeichnet. In den klassischen Texten der ayurvedischen Lehre werden acht eigenständige Bereiche beschrieben:

- innere Medizin
- Toxikologie
- Chirurgie
- Psychiatrie
- Frauen- und Kinderheilkunde
- Hals – Nasen – Ohren – und Augenheilkunde
- Gesundheitsförderung
- Revitalisierung und Sexualmedizin

Unter den ganzheitlichen Heilverfahren nimmt der Ayurveda eine besondere Stellung ein, denn er beeinflusste nicht nur die Medizin im asiatischen Raum, sondern auch die

6

Medizin des alten Ägyptens. Für die bis heute ausgeübte traditionelle chinesische Medizin bildete er ebenso die Grundlage.

2.1   Die Grundlagen des Ayurveda

Ayurveda betrachtet den Menschen als Einheit von Körper, Geist, Seele, Verhalten und Umwelt. Das Ziel seiner Konzepte und Verfahren ist ein langes und gesundes Leben, in dem die Bedürfnisse nach geistiger Weiterentwicklung und Erfolg im täglichen Leben gleichermassen befriedigt werden können. Dieser Massstab wird auch für die Gesundheit gesetzt. Nach Sushruta, 750 v. Chr. gilt (vgl. Schrott 1994, 11):

„Gesund ist man dann, wenn sich die Körperfunktionen, Stoffwechsel, Verdauung, Gewebe und Ausscheidungen, im Gleichgewicht und Seele, Sinne und Geist im dauerhaften Zustand inneren Glücks befinden."

Das heutige Wissen über Ayurveda basiert auf den Aufzeichnungen um Christi Geburt und der folgenden Zeit. Zur Erhaltung der Gesundheit entwickelte sich das ayurvedische Medizinkonzept zu einem Zusammenspiel aus Alltagshygiene, bewusster Ernährung, spirituellen Körperübungen (Yoga), Massagen, Dampfbädern und Pflanzenheilkunde[3].

2.2   Die Doshas – Schlüsselfunktionen der Physiologie:

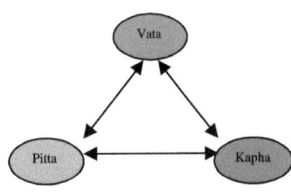

Abb. 1: Die Doshas und ihre wechsel-
seitigen Verbindungen

Der Schlüssel zum Verständnis des Ayurveda ist die Lehre von den drei *Doshas*. Diese ganzheitlichen Prinzipien steuern alle körperlich – geistigen Vorgänge und werden *Vata, Pitta und Kapha* genannt. Die Doshas befinden sich in einem dynamischen Gleichgewicht, und sind

[3] A.a.O.

wechselseitig voneinander abhängig um gleichsam wirksam werden zu können. Sie stellen zum einen grundlegende Regulationssysteme dar, welche die Funktionsweise unseres Organismus bestimmen: Jedes Dosha ist in allen Zellen, Geweben und Organen des Körpers wirksam und hat darüber hinaus eine geistige Funktion. Zum anderen erklären die drei Doshas die Wechselbeziehungen des Menschen mit seiner Ernährung und der gesamten Umwelt und stellen so das komplexe System des menschlichen Organismus dar (vgl. Schrott 1994, 12ff).

Den Doshas werden Elemente zugeordnet, die ihren Ursprung in der Zusammensetzung des Universums haben. Diese Elemente beschreiben physikalische Energiezustände, wie sie auch in unserem Denken vorkommen. Die Elemente Wasser, Feuer, Luft und Erde sind im Ayurveda um das Element Raum erweitert und beschreiben damit eine weitere Lebensenergie, die auf den Menschen einen Einfluss hat. Weiterhin werden diesen Elementen auch Sinnesorgane zugewiesen. Dabei wird dem Element Wasser auch eine Zugehörigkeit zum Dosha Pitta zuerkannt.

Vata	*Vata*	*Pitta*	*Kapha*	*Kapha*
Raum	**Luft**	**Feuer**	**Wasser**	**Erde**
Gehör	Haut	Augen	Zunge, Gaumen,	Nase
Hören	Tasten	Sehen	Schmecken	Riechen

Abb.2: Die Doshas und ihre Entsprechungen zu den Elementen und Sinnesorganen

2.3   Die Bioenergien Vata, Pitta und Kapha:

Die in jedem Menschen vorhandenen drei Doshas Vata, Pitta und Kapha sind von Geburt an in einem individuellen für jeden Menschen charakteristischen Verhältnis angelegt. Dabei können ein, zwei oder alle drei Doshas vorherrschen. Die dominierenden Doshas prägen mit ihren Eigenschaften die körperlichen und geistigen Merkmale eines Menschen. Entsprechend geht man im Ayurveda von verschiedenen Typen oder Konstitutionen aus. Die Konstitution beschreibt Stärken, aber auch Schwachstellen, und kann somit Auskunft über Krankheitsanfälligkeit und Reaktionen des Organismus auf Ernährung, Sinneseindrücke, Klima uns Lebensumstände geben. Die Typisierung nach Vata, Pitta und Kapha ist jedoch nicht starr festgelegt, d. h. alle Menschen sind im Grunde „Mischtypen".

Sie haben alle drei Doshas, nur in unterschiedlicher Ausprägung Der Ayurveda kennt 7 Typen: Vata, Pitta, Kapha, Vata-Pitta, Pitta-Kapha, Vata-Kapha und Vata-Pitta-Kapha (vgl. Schrott, Gesund u. jung mit Ayurveda 1996, 12) Die drei Doshas haben folgende Eigenschaften und Merkmale (vgl. Schrott 1994, 13ff):

Vata

Vata ist das aus den beiden Elementen Luft und Raum entstandene Dosha. Es steht für Bewegung und Fluss. Damit ist Vata verantwortlich für alle Bewegungsabläufe in den Körperzellen und den Eingeweiden. Es steuert aber auch das Wachstum, regelt die Aktivität des Geistes und der Sinnesorgane und bewirkt Wachheit, Klarheit und Kreativität. Es kontrolliert die beiden anderen Doshas und wird als „Schrittmacher der biologischen Aktivität", der Kommunikation und Stofftransport im Körper reguliert bezeichnet.

Merkmale von Vata:

Beweglich, schnell, leicht, kalt, subtil, rauh und trocken - die anderen Doshas führend.

Eigenschaften von Vata - Typen:

Geringes Gewicht und leichter Körperbau, Begeisterungsfähigkeit, geht Dinge schnell an, Neigung zu trockener Haut, Abneigung gegen kaltes und windiges Wetter, unregelmässiger Hunger und unregelmässige Verdauung, Neigung zu Verstopfung, schnelle Auffassungsgabe und gutes Kurzzeitgedächtnis, Neigung zu Sorgen und Kummer sowie zu leichtem und unterbrochenem Schlaf.

Bei einer Störung des Vata können Patienten unter Schlaflosigkeit, Magenschmerzen, Nervosität oder auch Psychosen leiden (vgl. Pütz, Ayurveda-Lebenselixiere aus Indien- 2000, 23).

Pitta

Pitta ist das dem Element Feuer abgeleitete Dosha. Wie bereits o. g. übt auch das Element Wasser einen geringen Einfluss auf Pitta aus. Es gilt als das Stoffwechselprinzip und ist entsprechend zuständig für die Tätigkeiten des Verdauungssystems u. des Stoffwechsels. Zudem regelt es den Wärmehaushalt im Körper, Intellekt und emotionalen Ausdruck.

Merkmale von Pitta:

Warm, scharf, leicht, flüssig, scharfer Geschmack, leicht ölig.

Eigenschaften von Pitta- Typen:

Mittelschwerer Körperbau, geht Dinge mit mittlerer Geschwindigkeit an, arbeitet sehr systematisch und organisiert, Abneigung gegen Hitze, starker Hunger und gute Verdauung, kann Mahlzeiten schlecht ausfallen lassen, mittlere Auffassungsgabe und Gedächtnis, guter Redner, kann Erlerntes systematisch wiedergeben, Unternehmenslustiger und mutiger Charakter mit Neigung zu Ungeduld und Ärger, leicht erregbar, bevorzugt kalte Speisen und kühle Getränke und hat auch eine Neigung zu Sommersprossen und Muttermalen.

Ist Pitta im Körper gestört, zeigen sich Entündungen, Hautausschlag, Fieber, Krankheiten des Verdauungstraktes, Unzufriedenheit und Ärger.

Kapha

Kapha ist aus den beiden Elementen Wasser und Erde abgeleitete Dosha. Es ist für die Körperstrukturen und den Flüssigkeitshaushalt verantwortlich. Kapha steht für den Zusammenhalt und für Stabilität der Strukturen des Körpers. Es ist verantwortlich für biologische Stärke, indem es die natürlichen Abwehrkräfte fördert.

Merkmale von Kapha:

Schwer, ölig, langsam, kalt, stabil, glatt, fest und träge.

Eigenschaften von Kapha – Typen:

Stabiler und schwerer Körperbau, grosse Stärke und Ausdauer, geht die Dinge methodisch und langsam an, Neigung zu glatter und fettiger Haut, geringes Hungergefühl und langsame Verdauung, ruhige und beständige Persönlichkeit, langsame Auffassungsgabe, aber gutes Langzeitgedächtnis, tiefer und langer Schlaf, kräftiges, eher dunkles Haar, ist schwer aus der Ruhe zu bringen.

Bei einer Störung von Kapha neigt der Mensch zu übermässigem Schlaf, zu Schlaffheit, Niedergedrücktheit, Kältegefühl und Übelkeit (vgl. Pütz 2000, 23).

2.4   Die Gewebearten Dhatus und das Kanalsystem Srotas:

Der Ayurveda kennt sieben Gewebearten, die *Dhatus*, welches übersetzt „aufbauendes Element" bedeutet. Sie sind für die gesamte Struktur des Körpers verantwortlich und ermöglichen die Funktion der verschiedenen Organe und Organsysteme. Dhatus sind Bestandteil des Immunsystems, was hier bedeutet, dass wenn eines nicht mehr richtig arbeitet, es die anderen in Mileidenschaft zieht, da jedes vom vorangegehenden genährt wird. Das Abwehrsystem wird dann beeinträchtigt und für Krankheiten anfällig.

Die sieben Gewebearten sind:

Rasa	Plasma, Zellflüssigkeit	*Rakta*	Blut(system)
Mamsa	Muskelgewebe	*Meda*	Fettgewebe
Asthi	Knochengewebe	*Majja*	Knochenmark und Nervengewebesystem
Sukra	Samen und Eizellen		

Alle sieben Gewebearten sind direkt miteinander und voneinander anhängig, sie stehen in einem fortwährenden Umwandlungs-, Auf- und Abbauprozess (vgl. Schrott 1994, 15). Dieser Prozess dient der Aufrechterhaltung sämtlicher Funktionsabläufe und Reaktionen unseres Körpers. Befinden sich die Bioenergien Vata, Pitta und Kapha im Ungleichgewicht, sind gleichsam auch alle Dhatus unmittelbar davon betroffen und ermöglichen die Entstehung von Krankheiten.

Der Ayurveda kennt ebenso die sogenannten *Srotas*, ein „Kanalsystem", in denen Substanzen transportiert werden. Es gibt Srotas, die den Körper versorgen, wie z. B. die Bronchien und das Magen-Darm-System. Daneben gibt es Kanäle, die den Körper entsorgen wie die ableitenden Harnwege und der Dickdarm. Das Blutgefäss- und Lymphsystem gehört ebenso zu den Srotas wie die Kapillaren, die Poren in der Zellwand und die Transportwege innerhalb der Zellen. Ayurveda beschreibt für jedes Gewebe ein eigenes System von Srotas. Der Substanztransport in den Srotas kann zu stark, zu gering, blockiert oder rückläufig sein.

3. AYURVEDISCHE HEILVERFAHREN:

Obwohl es viele verschiedene Krankheiten und viele Arten von krankheitsauslösenden Faktoren gibt, sind sie nach ayurvedischem Verständnis doch alle Produkte von Ungleichgewichten der drei Doshas Vata, Pitta und Kapha. Die Doshas spielen sowohl bei physischen als auch bei psychischen Krankheiten eine Rolle. Die ayurvedischen Heilverfahren haben das Ziel, diese Ungleichgewichte auszugleichen und sie zu neutralisieren. Anders als in der westlichen Medizin geht es nicht darum, Krankheiten zu klassifizieren oder krankheitsauslösende Faktoren zu identifizieren – diese sind nach ayurvedischer Sicht von untergeordneter Bedeutung (vgl. Frawley, Das grosse Ayurveda Heilungsbuch 1999, 84ff). Der Ayurveda geht davon aus, dass wenn nur die äusseren Krankheitsauslöser, die Symptome behandelt werden, die eigentliche Krankheitsursache aber unberücksichtigt bleibt. Zu den ayurvedischen Heilverfahren gehören spezielle Ölmassagen[4], Schwitzanwendungen, Atemübungen, Yoga und meditative Techniken, Aroma-, Farb,- und Musiktherapien, bestimmte Ernährungsformen und Diäten sowie Kräuterbehandlungen.

3.1 Gesundheit und Entstehung von Krankheit im Ayurveda:

Nach dem ganzheitlichen Ansatz im Ayurveda ist auch das Verständnis von Gesundheit ausgerichtet. Es hat das Ziel von „dauerhaftem inneren Glück", was somit über die Ziele, wie sie die WHO in ihrer Definition beschreibt, weit hinausgeht (vgl. Pütz 2000, 8).
Nach ayurvedischer Auffassung, der *Sushruta Samhita*, ist ein Mensch gesund:

- „dessen Physiologie im Gleichgewicht ist,
- dessen Verdauung und Stoffwechsel gut arbeiten
- dessen Gewebe- und Ausscheidungsfunktionen normal sind und
- dessen Seele, Geist und Sinne sich im Zustand dauerhaften inneren Glücks befinden".

Nach den Regeln des Ayurveda lässt sich der Krankheitsprozess auf einfache Weise zusammenfassen. Die Bioenergien Vata, Pitta und Kapha als grundlegende Regulatorien

---

[4] A.a.O.

und die Körpersäfte werden durch schädigende Einflüsse wie Ernährung, Klima, Jahreszeiten, Lebensstil, Gefühle etc. erhöht. Dadurch wird das Verdauungsfeuer geschwächt, was wiederum dazu führt, dass sich *Ama* (unverdaute Nahrungsbestandteile) im Körper stauen. Zusammen mit dem Übermass an Körpersäften blockieren sie die Kanäle und lagern sich an einer Schwachstelle des Körpers ab, wo sich dann die Krankheit manifestiert (vgl. Frawley 1999, 77ff). Im Ayurveda werden sechs Stadien des Krankheitsprozesses unterschieden, die der Entwicklung und Bewegung der geschädigten Doshas entsprechen. Die ersten beiden Stadien entsprechen dem Ansteigen der Körpersäfte an den Orten der Entstehung, die anderen vier zeigen die Ausbreitung über verschiedene Teile des Körpers (vgl. ebd.):

1.	Ansammlung	*sancaya*
2.	Schädigung	*pracopa*
3.	Ausbreitung	*prasara*
4.	Ablagerung	*Sthanasamsraya*
5.	Manifestation	*Vyakti*
6.	Differenzierung	*Bheda*

1.   Ansammlung:
Die Körpersäfte nehmen allmählich an den Orten der Entstehung zu. Als Ursachen kommen wie o.g. falsche Ernährung, mangelnde Anpassung an die Jahreszeit, falscher Lebensstil, psychische Störungen und alle üblichen Faktoren in Frage, die zum Ansteigen eines bestimmten Körpersaftes führen können.   sammelt sich im Dickdarm und verursacht Auftreibung, Gasbildung, Verstopfung, Schlaflosigkeit, Furcht, Müdigkeit, Trockenheit und das grosse Verlangen nach Wärme.   sammelt sich im Dünndarm und verursacht ein Gefühl des Brennens, Fieber, Übersäuerung, einen bitteren Geschmack im Mund, eine Gelbfärbung von Urin und Stuhl, ein Verlangen nach kalten Dingen und Ärger. Kapha sammelt sich im Magen und verursacht Mattigkeit, Schwere, Blässe, Aufschwemmung, Verdauungsstörungen und Verlangen nach leichten Nahrungsmitteln.

2.   Schädigung: Die Körpersäfte steigen an den Orten ihrer Entstehung weiter an, wodurch sich die Symptome an diesen Stellen verstärken, und durch den Druck der Ansammlung bilden sich auch an anderen Körperteilen Symptome.

verursacht ein Gefühl der Leichtigkeit im Kopf, zunehmende Verstopfung, Schmerzen oder Krämpfe im Bauch, eine weitere Ansammlung von Luft mit Darmgeräuschen und einem aufgetriebenen Oberbauch.   verursacht zunehmende Übersäuerung, das Aufsteigen von saurem Speisebrei, brennende Schmerzen im Bauch, extremen Durst, ein Nachlassen der Kräfte und Schlafstörungen. Kapha verursacht Appetitmangel, Verdauungsstörungen, Übelkeit und eine erhöhte Speichelbildung, Schweregefühle in Kopf und Herz sowie ein aussergewöhnliches Schlafbedürfnis.

3.   Ausbreitung:

Die Körpersäfte füllen nun die Orte ihrer Entstehung vollkommen aus und beginnen, sich im Körper zu verteilen. Sie gelangen ins Plasma und Blut und verteilen sich auf diesem Weg über den gsamten Organismus. Die Körpersäfte sind nicht länger auf den Ort ihrer Entstehung beschränkt und durchdringen nun die Organe und Gewebe des Körpers. Während sie sich in unterschiedlichen Richtungen bewegen, verursachen sie verschiedene Störungen. Durch diese Verteilung geraten sie auch in engen Kontakt mit den Geweben und den Abfallprodukten des Körpers und vermischen sich mit ihnen. An den entsprechenden Stellen kommt es dann zu einer Verschlimmerung der Symptome.

     führt zu trockener Haut, Schmerzen oder Steifheit in den Gelenken, Kreuzschmerzen, Zuckungen, Krämpfen, Kopfschmerzen, trockenem Husten, Wechselfieber sowie anhaltenden Bauchschmerzen mit Verstopfung, Schmerzen beim Stuhlgang und allg. Müdigkeit.   verursacht entzündliche Hauterkrankungen, Bindehautentzündung, Zahnfleischentzündung, Benommenheit, Kopfschmerzen, hohes Fieber, Galleerbrechen sowie Durchfall mit einem Gefühl des Brennens. Kapha verursacht Husten, Asthma, geschwollene Drüsen, leichtes Fieber, Erbrechen, Schwellungen der Gelenke und Schleim im Stuhl.

4.   Ablagerung

Die Körpersäfte lagern sich an anderen Stellen des Organismus ab und beginnen an körperlichen Schwachstellen spezifische Krankheiten auszulösen. Bei Arthritis z. B. lagern sie sich in den Gelenken ab und sammeln sich dort. Die Symptome konzentrieren sich jetzt intensiver auf bestimmte Stellen, während sie sich im Stadium der Ausbreitung stärker bewegt haben.

5. Manifestation: An den Stellen der Ablagerung manifestieren sie bestimmte Symptomenkomplexe. Zu diesem Zeitpunkt können sie als Asthma, Diabetes, Arthritis oder ähnl. identifiziert werden.

6. Differenzierung:

An den Stellen der Ablagerung manifestieren sich nun die Säfte auf ihre spezifische Weise. In diesem Stadium kann eine Erkrankung zu chronischen Beschwerden führen oder sie heilt durch die Freisetzung von Selbstheilungskräften aus.

Eine Arthritis vom   -Typ äussert sich beispielsweise in starken Schmerzen, Kältegefühlen, Steifheit, trockener Haut und Verstopfung. Beim   -Typ bestehen die Symptome in Fieber, Gefühlen des Brennens, Rötung und Schwellung der Gelenke und breiigen Stühlen. Bei Kapha-Typen zeigen sich Schwellungen, Ödeme, Schleim und Blutandrang.

3.2   Diagnose und Therapie im Ayurveda:

Die diagnostischen Massnahmen im Rahmen des Ayurveda gestalten sich vielfältiger als die uns bekannten Diagnosevorgehen. Bei einer ayurvedischen Diagnose befragt der *Vaidya*, wie die ayurvedischen Ärzte in Indien genannt werden, zunächst den normalen Zustand des Patienten, der in der Regel nach folgenden Gesichtspunkten erfolgt (vgl. Pschyrembel, Wörterbuch Naturheilkunde u. alternative Heilverfahren, 1996, 59): Alter, Geschlecht, Körpermasse und Körperbau, Bewegungs- und Leistungsvermögen, Verdauungsvermögen, Anpassungsfähigkeit an Nahrung, Klima usw., Güte und Vitalität der Gewebe, Schlafgewohnheiten sowie zusammenfassend die physische und psychische Konstitution. Danach erfolgt die allgemeine Untersuchung des Patienten. Dazu gehören die Einschätzung der Physiognomie, des Sehvermögens, der Stimmlage und d. Hauttyps, dann die Zungen und Pulsdiagnostik sowie die Untersuchung des Stuhls und Urins.

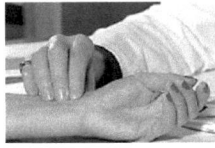

Abb. 3: Pulsdiagnose

Bei der Pulsdiagnose messen Zeige-, Mittel,- und Ring-finger an 3 Stellen an der Innenseite der Handgelenke mit unterschiedlicher Druckstärke den Puls. Der Puls lässt dann Rückschlüsse auf Störungen der Organe zu. Dabei wird erfühlt, ob die Pulsfrequenz schnell (80-100), hüpfend (70-80) oder langsam (60-70) ist. (Vgl. Pütz 2000,13).

Danach wird der Krankheitszustand bestimmt. Dabei wird geklärt, welche Doshas aus dem Gleichgewicht geraten und erhöht sind, in welchem Masse die Dhatus beeinträchtigt wurden und ob Störungen der Kanalsysteme festzustellen sind. Dann erst erfolgt die Bestimmung der Krankheit. Dabei werden nicht nur die Krankheitszeichen und Symptome, sondern auch die ursächlichen Faktoren ermittelt bzw. erfragt. Als letztes werden dann das Krankheitsstadium und die Linderungsmittel festgestellt. Bei verschiedenen Krankheiten wie zum Beispiel bei Asthma kann eine alleinige ayurvedische Behandlung unzureichend und riskant sein, vor allem wenn sich die Erkrankung in einem akuten Stadium befindet. Akute Krankheiten oder schwere psychische Krisen werden von westlichen ayurvedischen Ärzten im Allgemeinen nicht behandelt. In solchen Fällen verweisen sie die Betroffenen an schulmedizinisch ausgebildete Ärzte (vgl. Medizin – mal anders, http://www.meine-gesundheit.de/). Die Auswahl einer geeigneten Therapie richtet sich generell danach, in welchem Stadium der Krankheit sich der Patient befindet. Das Anliegen der ayurvedischen Medizin ist es, auftretende Störungen schon in den ersten vier Phasen – beispielsweise durch die Pulsdiagnose- zu erkennen und zu behandeln. Zu Anfang genügen dann schon kleine Änderungen in der Ernährungsweise und Lebensstil, um das ursprüngliche Gleichgewicht der Doshas wieder herzustellen. Ist die Störung jedoch bereits schon auf der vierten Stufe der Ablagerung angelangt, erweisen sich die Behandlungen des *Pancha Karma*, einer speziellen Reinigungstherapie als wirkungsvoll (vgl. Schrott 1994, 33ff).

3.3   Pancha Karma – Die Reinigungstherapie des Körpers:

Unter dem Begriff *Pancha Karma* versteht man eine spezifische ayurvedische Reinigungstherapie, die den Körper von schädlichen Ablagerungen befreit, und das Gleichgewicht der Doshas und damit das geistig – körperliche Gleichgewicht wieder herstellt. Sie hat eine zentrale Bedeutung im Ayurveda und dient sowohl der Regeneration als auch der Umstimmung bei chronischen Krankheiten. Weiterhin ist sie auch bei vegetativen Störungen wie Kopfschmerzen, Angstzuständen und Sclafstörungen indiziert. Ebenso Beschwerden durch Stress, und Überarbeitung, chronische Infekte der Bronchien und Nebenhöhlen sowie Stoffwechselstörungen wie erhöhte Blutfette und Altersdiabetes können mit dem Pancha Karma gelindert werden. Pancha Karma bedeutet übersetzt „fünf Handlungen", welche aus einem Konzept von 5 reinigenden Behandlungszyklen besteht.

In der ersten Phase werden die Doshas und die damit verbundenen Gewebeschlacken durch die innerliche und äusserliche Anwendung öliger Substanzen aktiviert. Bei der innerlichen Anwendung nimmt ein Patient morgens gereinigtes und teilweise mediziniertes Butterfett, das *Ghee*. Aus ayurvedischer Sicht dringt das Ghee in die Zellen ein und löst dort Ablagerungen der gestörten Doshas heraus. Bei der dann folgenden äusserlichen Anwendung wird der Patient mit medizinierten Ölen und verschiedenen Massagetechniken massiert. Dies aktiviert den Stoffwechsel und dient dem Abtransport von Abfall- und Schadstoffen, die dann über die Haut, Schleimhäute und Darm ausgeschieden werden. Durch anschliessende Wärmebehandlungen, beispielsweise durch Kräuterdampfbäder, werden nochmals die Sekretion der Schleimhäute und der Haut angeregt. Nach dieser Vorbereitungsphase beginnen die eigentlichen Reinigungsverfahren. Diese sehen z.B. spezifische Einläufe und Abführverfahen zur Reinigung des Darms und auch in bestimmten Fällen eine Brechtherapie vor. Die Einläufe sind nicht vergleichbar mit herkömmlichen Klistieren. Sie werden sehr sanft eingeführt, bestehen in ihren Bestandteilen aus ausgewogenen pflanzlichen Kräutern und Fetten und schützen dadurch den Darm. Abschliessende Blumenbäder besänftigen und beruhigen den Geist, Seele und Körper und dienen aus ayurvedischer Sicht einem „Schliessen" des gesamten Körpers und seiner gereinigten Doshas. Eine Pancha Karma Therapie dauert in der Regel 1 – 2 Wochen und wird von ayurvedischen Gesundheitszentren unter Aufsicht eines ayurvedischen Arztes stationär und auch ambulant angeboten (vgl. und im folgenden Schrott 1996, 35ff).

3.4   Anwendungen des Pancha Karma:

Folgend werden einige Behandlungen des Pancha Karma -Komplex vorgestellt, die als Vorbereitung auf die sanft ausleitenden Darmbehandlungen durchgeführt werden:

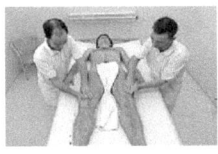

Abhyanga: Eine sanfte Ölmassage, die von zwei Therapeuten synchron mit individuell ausgewählten Kräuterölen durchgeführt wird. Die Behandlung dauert etwa 45 Min. und wirkt entspannend und entlastend.

Abb. 4: Abhyanga

Vishesh:

Vishesh ist eine ähnliche Therapie wie das Abhyanga. Es unterscheidet sich jedoch dadurch, dass die Therapeuten einen stärkeren Druck bei der Massage ausüben. Damit wird nicht so sehr eine beruhigende als eine eher stimulierende Wirkung auf Geist, Körper und Stoffwechsel erzielt.

Udvarthana:

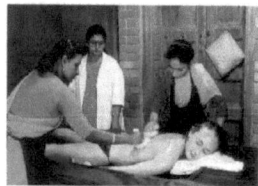

Abb. 5: Reibemassage

Udvarthana ist eine intensive Reibemassage des ganzen Körpers mit einem Brei aus Öl u. Getreide in kleinen Musselinsäckchen. Die Massage wird von zwei Therapeuten synchron durchgeführt, regt den Kreislauf, Zell- und Organstoffwechsel intensiv an, belebt, reinigt und entgiftet. Die Udvarthana-Massage wird bei Ama-Zuständen und bei dickleibigen, kräftigen und sehr „verschlackten" Menschen.

Pinda Sweda:

Pinda Sweda ist eine aufwendige Ganzkörpermassage mit einer warmen Reis-Getreide-Abkochung. In der klassischen Form wird sie von vier Therapeuten simultan durchgeführt und findet besonders bei Muskel- und Nervenlähmungen Anwendung.

Pizzi Chilli:

Unter einer Pizzi Chilli versteht man einen Ganzkörperölguss mit warmem Kräuteröl und einer Synchronmassage durch 2 Therapeuten. Diese Anwendung regt den Stoffwechsel von Haut und Organen intensiv an und bringt tiefe Entspannung. Pizzi Chilli wird auch als der „Königsguss" bezeichnet und stellt den angenehmen Höhepunkt einer Pancha Karma Behandlung dar.

Svedana:

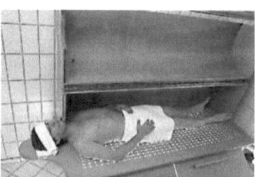

Abb. 6: Svedana

Svedana wird meist im Anschluss an eine Synchronmassage angewendet. Dabei kommt der Pat. mit dem ganzen Körper, ausser dem Kopf, in einen traditionellen „Schwitzkasten". Dadurch werden die durch die Massagen gelösten Giftstoffe vom Blut abtransportiert u. zum Teil ausgeschwitzt.

Shirodhara:

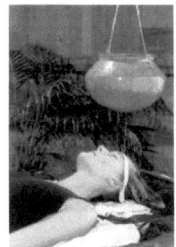

Abb. 7: Shirodhara

Dieser Ölguss auf die Stirn mit wohltemperierten Kräuteressenzen beruhigt das gesamte zentrale Nervensystem. Für viele Patienten ist er ein ganz besonderes Erlebnis innerer Ruhe, Harmonie und Losgelöstsein, der einen Strom heilender Substanzen aus der „inneren" Apotheke auslöst. Angewendet wird der Shirodhara vor allem bei neurovegetativen Störungen und Erschöpfungszuständen.

Shirobasti:

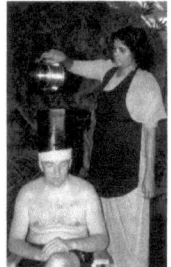

Shirobasti bedeutet übersetzt „Kopfeinlauf" und ist ein harmonisierendes Ölbad für den Kopf, welches sehr tiefgreifende Wirkungen bei schweren neurologischen und psychiatrischen Erkrankungen entfaltet. Unter anderem kann es zur Rehabilitation nach einem Schlaganfall eingesetzt werden.

Abb. 8: Shirobasti

Netra tarpana:

Ayurvedische Anwendungen mit Ölessenzen zur Lokalbehandlung von chronischen und akuten Augenkrankheiten.

Nasya:

Nasya ist eine sehr aufwendige, zwischen 1,5 bis 2 Std. dauernde Ölmassage mit verschiedenen einzelnen Massagetechniken für Schulter, Kopf und Nacken. Auf diese Massagen folgen ein Kräuterdampfbad, das Einbringen von speziellen Kräuterölen in den Nasen-Rachenraum, feuchtwarme Kompressen und Rachenspülungen. Sie wirkt bei HNO-Erkrankungen wie Mittelohr- und Nasennebenhöhlenentzündungen, sowie bei Migräne und Verspannungen im Schulter,- Nacken- und Rückenbereich.

4.   AYURVEDISCHE HEILMITTEL:

Die Zubereitung der ayurvedischen Arzneien unterliegt festen Regeln, die eine sehr alte Tradition besitzen. Dabei ist nicht nur die pharmakologische Wirkung wichtig, sondern auch dass der Geschmack und die ganzheitlichen Eigenschaften der verarbeiteten Heilsubstanz erhalten bleiben (vgl. und im folgenden Frawley 1999, 412ff). Die einzelnen Heilmittel dienen der Regulierung der Doshas und werden je nach Beschwerdebild individuell zusammengestellt.

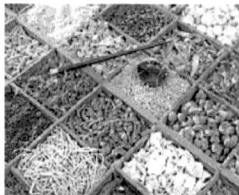
Abb. 9: Ayurvedische Heilmittel

Bei den meisten Mischungen handelt es sich um reine Kräuterprodukte. Der Ayurveda kennt aber auch mineralische Zubereitungen oder Mischungen aus Mineralien und Kräutern. Die Heilmittel werden häufig auch als Pulver, Pasten, Puder, Tabletten, Kräutergelee, Kräuterwein und Öle angeboten.

Die meisten ayurvedischen Präparate werden mit einem Transportmedium, den *Anupanams,* eingenommen, die die Wirkung des Heilstoffs verstärken. Häufige Anupanams sind: Honig, weisser Kandiszucker, Rohrohrzucker, *Ghee* (zerlassenem Butterfett), Milch oder Kaffee. Die richtige Wahl des Mediums wird als sehr wichtig angesehen, weil es dem Heilmittel ermöglicht, sich auch auf feineren Ebenen der Physiologie zu entfalten. Dabei kommt Honig eine besondere Wirkung zu, da es alle Heilmittel verstärken kann.

Die wichtigsten ayurvedischen Heilmittel sind (vgl. und im folgenden Schrott 1996, 37ff):

Churnas   bezeichnen die in einem Mörser pulverisierten Mischungen aus pflanzlichen und mineralischen Bestandteilen. Diese werden als Stimulans der Magensäfte, Beruhigung bei schmerzenden Koliken, Verdauungsstörungen und zur Regulierung der Doshas eingesetzt.

Dekokte   kvathas wie sie im Ayurveda heissen, sind Abkochungen und Aufgüsse von Heilkräutern und Pflanzen mit kaltem oder heissem Wasser.

Ghee   zerlassenes Butterfett, das als ein „Lebenselixier" angesehen wird, da es verjüngend, zellregenerierend, den Gewebestoffwechsel und die Abwehrkräfte stärkend und den Cholesterinspiegel senkend und allgemein entgiftend wirkt. Ghee hat die Eigenschaft, fettlösliche Umwelt- und Körpergifte zu binden, und sie bspw. im Rahmen einer Pancha Karma Kur auszuleiten. Weiterhin macht Ghee auch Nahrungsmittel bekömmlicher, intensiviert deren Geschmack und bewahrt beim Dünsten von bspw. Gemüse die Vitamine.

Ghritas   medizinische Zubereitungen mit Ghee als Grundträgersubstanz, die zusammen mit dem Ghee die enthaltenen Heilkräuter in ihrer Wirkung potenzieren. Ghritas werden innerlich als Arznei für ausgewählte Krankheiten, äusserlich für Massageanwendungen sowie für Einreibungen, Pasten und Umschläge verwendet.

Gutis   mit Gutis bezeichnet man im Ayurveda Pillen und Tabletten aus Pflanzenpulvern, Mineralien und verschiedenen Aschen, die unter Verwendung von Pflanzensäften als Bindemittel hergestellt werden

Kalkas   bezeichnen Pasten aus frischen oder getrockneten Pflanzen und Gewürzen, welche mit Milch, Wasser, Honig oder auch Ghee zu einem Brei verarbeitet auf die Haut aufgetragen werden.

Rasayanas beschreiben verschiedene Nahrungsmittel wie Milch, Honig und Ghee und dienen allgemein der Vorbeugung von Krankheiten, Steigerung der Abwehrkräfte und der Leistungssteigerung. Rasayanas können ambulant oder auch stationär, nachdem sich ein Patient einer geistigen und körperlichen Reinigung unterzogen hat, eingenommen. Ein in der ayurvedischen Behandlung bekanntes Rasayana ist *Amrit Kalash*, was aus einer Paste und Tabletten besteht, und jeweils zusammen oder auch einzeln eingenommen werden kann. Amrit Kalashs werden eine sehr harmonisierende, stärkende Wirkung zugeschrieben und gelten als einer der wirksamsten „Radikalenfänger". Rasayanas werden jeweils individuell für den Patienten zusammengestellt

Tailas   sind medizinische Öle, die mit heilkräftigen Kräutern versetzt werden. Die Grundlage sind Kokos- oder Sesamöl. Sie finden vielfältige Anwendung im Pancha Karma und nehmen dort einen hohen Stellenwert ein. Tailas werden auch für den Hausgebrauch bei verschiedenen Doshastörungen für Vata, Pitta und Kapha – Typen zusammengestellt.

5.   AYURVEDA UND ERNÄHRUNG:

Auch die Ernährung nimmt in der ayurvedischen Konzeption und Therapie einen hohen Stellenwert ein. Im ayurvedischen Verständnis übt sie einen grossen Einfluss auf die innere Balance des Menschen und dem ausgeglichenen Zusammenspiel seiner Doshas im Hinblick auf die Erfüllung der inneren Zufriedenheit und körperlichem Wohlbefinden aus (vgl. und im folgenden Schrott 1994, 66ff).

Die Nahrung sollte generell ausgewogen, vollwertig sein und alle Bausteine des Lebens enthalten. Sie muss jedoch auch und vor allem individuell verträglich und den unterschiedlichen Bedürfnissen des Menschen, seinem Alter und Beruf sowie seiner körperlichen und geistigen Verfassung angemessen sein. Dabei ist es wichtig, dass, wie es die ayurvedische Ernährungslehre *Ahara* beschreibt, die individuellen Bedürfnisse durch genaue Beobachtung des Körpers bestimmt werden. Die genaue Bestimmung kann vor allem durch die Sinne wie dem Geruch, Geschmack und dem Anblick der verschiedenen Speisen erfolgen. In der ayurvedischen Auffassung kommunizieren die Sinne mit den inneren Bedürfnissen, die wiederum aus dem Wechselspiel der Doshas erwachsen. Die *rasas*, die Geschmacksqualitäten der Speisen, geben dabei die grundlegendste Information. Auch die *gunas*, die physikalischen Eigenschaften wie z. B. schwer, leicht, kalt oder warm, sagen viel über das jeweilige Nahrungsmittel aus.

Die einzelnen Geschmacksqualitäten und deren Eigenschaften sind:

Bitter: reinigend, stimuliert Leber und Galle
Süss: anregend auf die Bauchspeicheldrüse
Sauer: anregend und kräftigend auf die Magendrüsen, stimuliert am stärksten die Speichelsekretion
Salzig: appetitanregend und den Wasserhaushalt beeinflussend
Scharf: anregend auf den Stoffwechsel, wärmeerzeugend und reinigend
Herb: adstringierend, schleimhautberuhigend

Die einzelnen Geschmacksrichtungen sollten in einem ausgewogenen Verhältnis zueinander stehen und jeden Tag in der Nahrung ausgeglichen vorhanden sein.

Da jede Nahrung für sich eine eigene, bekannte Wirkung auf die drei Doshas ausübt, sie bei Schwäche stärkt oder bei Erhöhung schwächt, lässt sich für jeden Konstitutionstyp und für die ggf. unterschiedlichen Gesundheitstörungen der passende individuelle Ernährungsplan zusammenstellen. Allgemein gilt für die 6 Geschmacksrichtungen, deren Elementezuteilung und die Wirkung auf die Doshas (vgl. Schacker, Das Ayurveda Lebensbuch, 2000, 45ff):

Geschmacksrichtung	Element	Wirkung auf die Doshas		
süss	Wasser und Erde	↓	,	↑ Kapha
sauer	Wasser und Feuer	↓	↑	, Kapha
salzig	Erde und Feuer	↓	↑	, Kapha
scharf	Luft und Feuer	↑	,	↓ Kapha
bitter	Luft und Raum	↑	↓	, Kapha
herb/adstringierend	Luft und Erde	↑	↓	, Kapha

↑ - Doshastärkend, -aufbauend ↓ - Doshaschwächend, -abbauend

Abb. 10: Die Geschmacksrichtungen und ihre Entsprechungen zu Elementen und den drei Doshas

Die individuelle Verträglichkeit setzt die Fähigkeit des Stoffwechsel- und des Verdauungssystems voraus, Nahrung vollkommen zu verwerten. Der Ayurveda setzt der Verdauungskraft, - *agni* als das „Verdauungsfeuer" bezeichnet -, eine wichtige therapeutische Bedeutung zu. Der Aufbau von Geweben aus Nährstoffen, die Bildung von *ojas*, das feinstoffliche Stoffwechselprodukt, welches bei der vollständigen Verdauung entsteht, Entwicklung von Stärke und Ausstrahlung hängen von agni ab, weil aus unverdauter Nahrung nach ayurvedischen Verständnis kein Dhatus-Gewebe aufgebaut werden (vgl. und im folgenden Schrott, 1994, 66ff und 1996, 51ff). Ist agni bspw. gestört, wird ojas nur mangelhaft gebildet, und an dieser Stelle entsteht ama[5]. Dies kann z. B. durch zu viel oder zu häufiges Essen beeinträchtigt werden. Auch eiweisshaltige Kost und zu schweres Essen am Abend können Agni schwächen. Ein gesundes Agni zeichnet sich als zwei- bis dreimaligen Hunger am Tag und eine regelmässige Verdauung aus.

Die Qualität, Menge und Art der aufgenommenen Nahrungsmittel beeinflussen das Agni ebenso wie körperliche und geistige Aktivitäten, das Klima und die Jahreszeiten, biologische Rhythmen, Tageszeit, Lebensalter, Schlaf, Konstitution und etwaige Medikamente.

---

[5] Siehe hierzu auch S. 12

<u>Allgemein ayurvedische Essensregeln:</u>

- Die Empfehlung vegetarische Kost zu sich zu nehmen.
- Die Nahrung sollte ausgewogen sein und alle alle 6 Geschmacksrichtungen abdecken.
- Das Essen sollte frisch und in entspannter Atmosphäre zubereitet werden, aus vollwertig, naturbelassenen Nahrungsmitteln, die den jahreszeitlichen Bedingungen und Breitengraden angepasst sind, und nicht wieder aufgewärmt werden
- Generell sollte man sich nach den eigenen Bedürfnissen richten und dem Appetit auf etwas Bestimmtes grosse Aufmerksamkeit schenken, weil der Körper selbst sein Bedürfnis nach etwas ausdrückt um wieder in sein inneres Gleichgewicht zu kommen.
- Das Essen sollte in sitzender Haltung, ruhiger Umgebung und ohne äussere Störungen durch z.b. Lesen, Gespräche, Radio und TV eingenommen werden.
- Mahlzeiten sollten immer zum gleichen Zeitpunkt eingenommen werden, wenn Hunger verspürt wird und die letzte Mahlzeit 3-6 Std. vorher war.
- Die beste Zeit für die Hauptmahlzeit ist der Mittag, abends sollte nur leichte Kost gegessen werden, Zwischenmahlzeiten sollten vermieden werden.
- Zu den Mahlzeiten sollte heisses Wasser, Kräutertee oder Saft getrunken werden, dagegen sollten Alkohol, Kaffee und kohlensäurehaltige Getränke auch ausserhalb des Essens vermieden werden. Milch sollte nicht zu den Mahlzeiten getrunken werden, sondern allein oder zusammen mit Getreiden
- Abends sollten keine Sauermilchprodukte wie Joghurt, Quark und Käse und keine anderen tierischen Fette zu sich genommen werden.
- Beim Kochen und Backen sollte auf den Gebrauch von Honig verzichtet werden, da erhitzter Honig ama verursacht.
- Auf Süssigkeiten wie Schokolade sollte verzichtet werden

Für die Konstitutionstypen   ,   und Kapha gibt es jeweilig allgemein günstige und ungünstige Nahrung sowie geeignete und ungeeignete Nahrungsmittel. Die einzelnen Empfehlungen nach den jeweiligen Konstitutionstypen sind (vgl. und im folgenden Schrott, 1994, 68ff und 1996 53ff):

Vata

Allgemein günstig	Allgemein ungünstig
<ul><li>warme nahrhafte Speisen (Suppen, Aufläufe...)</li><li>gekochte, leichtverdauliche Speisen (beruhigt unregelmässige Verdauung)</li><li>etwas Butter, Öl und Sahne f.d. Speisezubereitung (kaphafördernd)</li><li>salzige, saure, süsse und sättigende Speisen</li></ul>	<ul><li>kalte Gerichte, Rohkost</li><li>eisgekühlte Getränke</li><li>unruhige, angespannte Atmosphäre</li><li>bittere, scharfe und herbe Speisen</li><li>kalte, trockene und fettarme Speisen</li></ul>
geeignete Lebensmittel	**ungeeignete Lebensmittel**
<ul><li>Reis, Weizenprodukte</li><li>kleine Mengen Hülsenfrüchte wie grüne Bohnen, Linsen, Kichererbsen, Sojaprodukte)</li><li>mässig: Eier, Fleisch, Fisch und weisses Geflügel</li><li>leichtverdauliches Gemüse (Karotten, Spargel, Sellerie, Süsskartoffeln; kleine Mengen Erbsen, Brokkoli, Blumenkohl, Spinat, Knoblauch erhitzt</li><li>süsse, reife Früchte (Bananen, Pfirsiche, Ananas, Datteln...)</li><li>geringe Mengen Nüsse und Samen</li><li>Milchprodukte (Ghee, Butter, Sahne und Frischkäse</li><li>alle natürlichen Süssungsmittel</li><li>alle Öle und Fette</li><li>süsse, wärmende Gewürze (Zimt...)</li></ul>	<ul><li>Hefegebäck</li><li>indischer Dal, Bohnen (stark blähend)</li><li>Blattsalate, Rohkost</li><li>herbes Obst (Äpfel, Birnen, Johannisbeeren)</li></ul>

Abb. 11: Ernährungsempfehlungen für den Vata-Typ

Pitta

Allgemein günstig	**Allgemein ungünstig**

- im Sommer kühlende Speisen (hitzeausgleichend)
- süsse, bittere und herbe Speisen wählen
- kalte, warme und mittelschwere Speisen bevorzugen
- wenig Butter und Öl verwenden
- auf eine ruhige entspannte Atmosphäre achten

- nicht zuviel Saures, Salziges, Scharfes oder stark gewürztes Essen wählen
- nicht bis zum Völlegefühl essen und heisse Speisen und Getränke vermeiden

geeignete Lebensmittel	**ungeeignete Lebensmittel**

- Reis, Weizen, Gerste Hafer und deren Produkte
- Eier, Fleisch (Wild und Geflügel sind zu bevorzugen)
- süsse und herbe Gemüsearten (Sellerie, Spargel, Zuccini, Kürbis, Mangold, Endiviensalat...)
- alle Sorten süsser Früchte (Kirschen, Äpfel, Mangos..)
- Nüsse und Samen (besonders Kokosnuss, Sonnenblumen- und Kürbiskerne)
- Milch, Butter, Ghee, Sahne, Hüttenkäse, kleine Mengen Frischkäse
- natürliche Süssungsmittel bis auf Honig, Melasse)
- kaltgepresste Öle, wie Oliven- und Sonnenblumenöl, Soja- und Kokosöl
- vor allem süsse Gewürze (Zimt...)
- wenig scharfe Gewürze (Pfeffer...)
- viele frische Kräuter

- Hirse, Roggen, ungeschälter Reis
- Rind- und Schweinefleisch, Meerestiere
- rote Beete, Auberginen, scharfe Gemüsesorten wie Rettich und Radieschen
- saure Früchte (Zitrusfrüchte, keine allzu sauren Sorten)

- Sauermilchprodukte (Quark, Käse, Joghurt, Sauerrahm...)

- Mandelöl, Sesamöl

- keine grossen Mengen scharfer Gewürze (Nelken, Knoblauch, Zwiebel, Salz und Essig)

Abb. 12: Ernährungsempfehlungen für den Pitta-Typ

Kapha

Allgemein günstig	Allgemein ungünstig
- kleine Mengen essen - Bitteres, Herbes, Scharfes und Würziges bevorzugen (Appetitzügelung und Anregung der Verdauung) - knapp durchgekochte Speisen zu sich nehmen - frisches Obst und Gemüse essen - warme, leichte und trockene Speisen mit wenig Flüssigkeit bevorzugen - wenig Fett verwenden	- zu grosse Mengen essen - zu fett, zu süss essen (Kapha = Trägheit) - zuviel Salz
geeignete Lebensmittel	**ungeeignete Lebensmittel**
- alle Getreide - alle Hülsenfrüchte (Ausnahme: Sojaprodukte,weisse und schwarze Bohnen) - Eier, Fleisch, besonders Geflügel, Wild, Kalbfleisch - Blattgemüse, besonders scharfe und bittere Gemüsesorten (Rettich, Auberginen, Paprika, Pilze, Kohl, Spinat, Blattsalate, Zwiebeln...) - süsse und saure Früchte (Äpfel, Beeren, Pfirsiche, Trockenobst...) - Sonnenblumen- und Kürbiskerne in kleinen Mengen - Magermilch, Ghee, Frischkäse in kleinen Mengen - als Süssungsmittel Honig - kaltgepresste Öle in kleinen Mengen (Oliven-, Mandel-, Sesamöl...) - alle Gweürze, besonders scharfe Gewürze sind zu bevorzugen	- Reis, Weizen, Haferflocken in grossen Mengen - Sojaprodukte (Tofu...) - Meerestiere, Rind- und Schweinefleisch - Gurken, Zuccini, Kürbis, Tomaten - sehr süsse Früchte (Weintrauben, Bananen, Feigen, Datteln...) - Nüsse (sehr fettreich) - Käse, fetter Quark, Sahne, Dickmilch, Joghurt...) - alle Süssmittel (ausser Honig) - alle Öle und Fette (sparsam verwenden) von den tierischen Fetten nur Ghee/Butter nehmen - Salz (sparsam verwenden)

Abb. 13: Ernährungsempfehlungen für den Kapha-Typ

6.   Schlussbetrachtung:

Der Ayurveda, welches übersetzt aus dem Sanskrit mit „ayus"–Leben und „veda"–
vollständiges Wissen bedeutet, ist ein komplexes Lebens- und Gesundheitskonzept. Das vor
über 3000 Jahren aus den Veden entstandene hinduistische Heilsystem, bietet mit seiner
holistischen Betrachtungsweise ein alternatives Konzept von Gesundheit. Mit seinen
ganzheitlichen Methoden enthält es nicht nur Lösungskonzeptionen zur Behandlung von
Krankheiten, sondern vor allem eine Herstellung eines nahezu idealen Zustandes von
Körper, Geist und Seele hin zu „innerem Glück" und gesundem u. langen Leben. Die
Ursprungstexte aus religiöser Schöpfungsphilosophie finden in den medizinischen Schriften
„Caraka Samhita, Sushruta Samhita und Ashtanga Samhita" Ausdruck. Nach altindischer
Vorstellung wurden in einem Schöpfungsakt aus reinem ungeteilten Bewusstsein die 5
Elemente Äther/Raum, Luft, Feuer, Wasser und Erde „geboren". Die Elemente stellen
verschiedene Arten von Kraft und Energie dar und geben damit Symbole für materielle,
körperliche Erscheinungsformen und Eigenschaften beim Menschen. Diese Eigenschaften
finden sich individuell in jedem Menschen und bestimmen deren Konstitutionen nach
Einteilung in die drei Doshas. Die 3 Doshas, Vata, Pitta und Kapha sind individuelle
Bioenergien, die bei jedem Menschen von Geburt an in einem ausgewogenen
Gleichgewicht vorhanden sind. Gerät dieses Zusammenspiel aus dem Gleichgewicht,
entstehen aus ayurvedischer Sicht Unwohlsein und Krankheit. Die einzelnen Methoden des
Ayurveda zielen auf das Erhalten und Wiederherstellen dieses Zusammenspiels mittels
verschiedenster Möglichkeiten wie der Reinigung des Körpers von Giftstoffen und
Ablagerungen durch Ölmassagen, Kräuterdämpfe und Ausleitungsverfahren nach dem
Pancha Karma-Komplex. Weiter gibt es Ratschläge zu Ernährung, Lebensführung, richtiger
Atmung, Yogatechniken und anderer Entspannungsverfahren. Meiner Meinung nach ist
Ayurveda keine wirkliche Alternative zur westl. Medizin, wenn es um schwerwiegende
Krankheiten geht. Es kann jedoch zur Verbesserung des Allgemeinbefindens, Vorbeugung
von psychosomatischen, stressbedingten oder als langfristige Ergänzung bei chronischen
Krankheiten sowie der Vorbeugung von verschiedenen Krankheiten eingesetzt werden.
Leider werden bei dem heutigen Einsatz im Rahmen von „Wellness"- Behandlungen nur
einzelne Techniken aus einem weitreichendem Lebensführungskonzept vermittelt und
geben damit nur rudimentär das ayurvedische, ganzheitliche Lebenskonzept wieder.

8.   ABBILDUNGSVERZEICHNIS:

10.	„Die Geschmacksrichtungen und ihre Entsprechungen zu Ele-	23
	menten und den drei Doshas", eigene Darstellung in Anleh-	
	nung an Schacker, Das Ayurveda Lebensbuch – Ein praktischer	
	Leitfaden für eine gesunde u. bewusste Lebensführung 2000, 45ff	

11., 12., 13 „Ernährungsempfehlungen für Vata, Pitta und Kapha", eigene Dar- **25-27**
stellung in Anlehnung an Schrott:, Ayurveda für jeden Tag, 1994,
68ff und Gesund und jung mit Ayurveda 1996, 53ff

9.   LITERATURVERZEICHNIS

Chopra, Deepak: *Ayurveda – Der Weg zum gesunden Leben*, Econ & List Taschenbuch Verlag, Econ Verlag GmbH München, 1998

de Gruyter Pschyrembel: *Wörterbuch Naturheilkunde und alternative Heilverfahren* bearb. unter d. Leitung von Helmut Hildebrandt, Berlin; New York, 1996

Frawley, David: *Das große Ayurveda-Heilungsbuch, Prinzipien und Praxis,* Deutsche Erstausgabe, Droemersche Verlagsanstalt Th. Knaur Nachf. München, 1999

Leitzmann, C. (Hrsg.); Hahn, M.; Hahn, A.: *Alternative Ernährungsformen,* Hippokrates Verlag GmbH Stuttgart, 1999

Pütz, Jean; Kirschner, Monika: *Ayurveda – Lebenselixiere aus Indien, -Länger leben, lustvoller leben-, (Hobbythek),* 1. Aufl., vgs verlagsgesellschaft Köln, 2000

Schacker, Reinhart: *Das Ayurveda Lebensbuch – Ein praktischer Leitfaden für eine gesunde und bewusste Lebensführung,* Deutsche Erstausgabe, Iris Bücher & mehr Amsterdam NL, 2000

Schrott, Ernst: *Ayurveda für jeden Tag,* Mosaik Verlag GmbH München, 1994

Schrott, Ernst: *Gesund und jung mit Ayurveda, Die sanfte Heilweise für vollkommene Gesundheit und inneres Gleichgewicht,* Mosaik Verlag GmbH München, 1996

Tiwari, Maya: *Das große Ayurveda Handbuch, Die Geheimnisse des Heilens,* 1. Aufl. Windpferd Verlagsgesellschaft mbH Aitrang, 1996

Internetadressen

-„Ayurveda – das Geheimnis vollkommener Gesundheit", Seite „Wissen" besucht am: 12.06.02 : http://www.ayurveda-gesellschaft.de/
-„Ayurveda – das Geheimnis", Naturheilverfahren und mehr, besucht am: 04.05.02 http://www.heilpraxisonline.ch/magazin/index.htm
-Ayurveda – Naturheilverfahren bei focus online, besucht am: 14.06.02 http://www.focus.de/
-Heilen mit indischer Medizin- „Wem hilft Ayurveda?", BR-Sendung: „Die Sprechstunde" vom 11.12.2001, besucht am: 04.05.02 http://www.br-online.de/natur-gesundheit
-Medizin–mal anders, besucht am 30.05.02 http://www.meine-gesundheit.de/natur/texte/

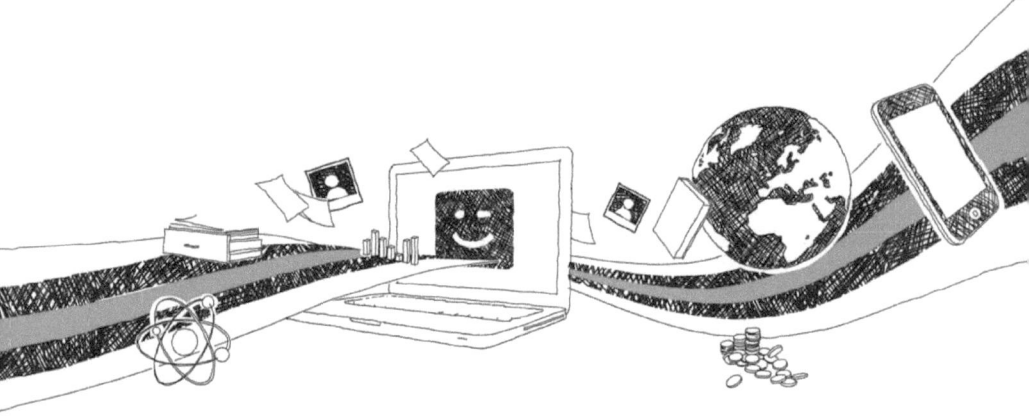
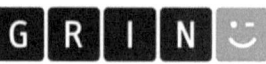